PUBLICATIONS DE LA SOCIÉTÉ FRANÇAISE D'HYGIÈNE

LE CAFÉ

UNE RÉVOLUTION DANS SES PROCÉDÉS DE TORRÉFACTION

PAR

L'Ingénieur LE TURCQ DES ROSIERS

Membre de la Société Française d'Hygiène

« Rien n'est plus clair que ce qu'on a trouvé hier, et rien n'est plus difficile à voir que ce que l'on trouvera demain. »
BIOT.

PARIS

AU BUREAU DE LA SOCIÉTÉ | GEORGES CARRÉ, ÉDITEUR
30, RUE DU DRAGON, 30 | 58, RUE SAINT-ANDRÉ-DES-ARTS

1890

Organe de la Société :

JOURNAL D'HYGIÈNE

CLIMATOLOGIE

EAUX MINÉRALES, STATIONS HIVERNALES ET MARITIMES, ÉPIDÉMIOLOGIE

Bulletin des Conseils d'Hygiène et de Salubrité

PUBLIÉ PAR

Le Dr Prosper DE PIETRA SANTA

Le Journal paraît tous les Jeudis.

20 francs par an.   **30, rue du Dragon.**

PARIS

PUBLICATIONS DE LA SOCIÉTÉ FRANÇAISE D'HYGIÈNE

LE CAFÉ

UNE RÉVOLUTION DANS SES PROCÉDÉS DE TORRÉFACTION

PAR

L'Ingénieur LE TURCQ DES ROSIERS

Membre de la Société française d'Hygiène.

> « Rien n'est plus clair que ce qu'on a
> trouvé hier, et rien n'est plus difficile à
> voir que ce que l'on trouvera demain. »
> BIOT.

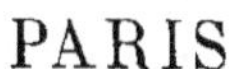

PARIS

AU BUREAU DE LA SOCIÉTÉ | GEORGES CARRÉ, ÉDITEUR
30, RUE DU DRAGON, 30 | 58, RUE SAINT-ANDRÉ-DES-ARTS

1890

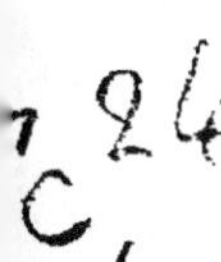

LE CAFÉ

IMPORTANT PROGRÈS RÉALISÉ
DANS SA TORRÉFACTION

Le café, cette précieuse semence, qui fournit aux peuples civilisés la plus suave des infusions; le café, qui est la boisson alimentaire préférée des gens d'esprit; le café, auquel les hommes de lettres et savants doivent de si heureuses inspirations, constitue l'un de ces produits indispensables, à l'heure actuelle, dans notre vieille Europe. Son usage, aujourd'hui universel, est, pour les pays chauds qui le cultivent, la source d'intarissables richesses. Excitant sûr et puissant du système nerveux, il lutte contre la somnolence qui suit les repas; il est le remède salutaire des migraines, de la débilité lymphatique, et de l'hypocondrie; il jouit même d'une action fébrifuge : n'est-il point, d'ailleurs, comme le quinquina, de la famille des *Rubiacées*?

D'après Trousseau, le café augmente le nombre et l'amplitude des pulsations; d'après Jomand, il calme la faim, régularise la digestion, diminue le sentiment de pesanteur de l'estomac, favorise les sécrétions des reins et les évacuations alvines. L'agilité à la marche, l'entrain au travail intellectuel, la diminution du sentiment de fatigue, la netteté de l'intellect et de la mémoire, la facilité de la parole, un état de bien-être indéfinissable; la disposition à la bienveillance (BOUCHARDAT) sont les résultats les plus habituels de l'usage modéré du café. Voltaire, Rousseau, Bernardin-de-Saint-Pierre, Fontenelle, Mirabeau, Cabanis, l'abbé Maury, Balzac, etc. ont fourni, à l'égard des effets de la *boisson intellectuelle* par excellence, des pages d'appréciations que tout le monde connaît et que nous ne rééditerons pas.

Une bonne tasse de café est le plus puissant *moteur du système nerveux;* et c'est elle qui aidera le mieux à supporter les imperfections d'un régime alimentaire insuffisant. Rappelons, à ce propos, les belles expériences de GASPARIN sur les mineurs de Charleroi, et les services que le café rend journellement, aux médecins, dans les fièvres graves (TROUSSEAU), la coqueluche (GUYOT), les convalescences (BOERHAAVE); sous les tropiques comme au pôle, il est une source vivifiante d'invigoration physique et morale. Dans l'armée, c'est le tonique et stimulant qui incite l'homme à supporter les fatigues et la chaleur. Chez le vieillard, il corrobore l'assimilation languissante; chez la femme, il stimule le cœur et les vaisseaux, souvent torpides. C'est un aliment d'épargne, un anti-déperditeur, qui agit en entretenant, dans un état permanent de validité, les forces de notre économie : action justement comparée à celle des *cendres sur le feu.*

Voici encore quelques appréciations sur le café. Il tient le milieu entre la nourriture corporelle et la nourriture spirituelle (SOUVESTRE). C'est un poison lent, qui finit par tuer ... entre quatre-vingts et cent ans (FONTENELLE). C'est le meilleur aiguillon d'un estomac paresseux (BUFFON). Liqueur séditieuse, à laquelle est due la Révolution (MICHELET), le café constitue la boisson civilisatrice par excellence (baron de THÉRÉSOPOLIS). Il maintient les forces pendant le travail et les voyages, et permet la réduction de la quantité des aliments ingérés (PAYEN). Si le café prend, de jour en jour, une plus grande place, c'est que cette boisson, en outre de propriétés stimulantes peu communes, possède aussi celle de rehausser l'insuffisante alimentation du pauvre et du travailleur (DE PIETRA SANTA). Antiseptique et corroborant respiratoire, il rend, journellement, les plus grands services, pour résoudre le difficile problème de l'acclimatement (MONIN. *L'hygiène de l'estomac*). Le café, céphalique et exhilarant, nourrit moins qu'il n'empêche de se *dénourrir;* il cause une sensation d'alacrité, il *défatigue* (FONSSAGRIVES). Il préserve relativement de la fièvre intermittente (MAILLOT, baron LARREY). C'est enfin l'antidote de l'opium et le remède du coma (SOUBEIRAN), etc.

**
*

En résumé (car notre intention n'est point de faire, ici, une érudite dissertation, étant ingénieur, et non écrivain hygiéniste), le café possède des qualités alibiles et stimulantes incontestables. Les qualités alibiles sont dues surtout à l'azote, qu'il renferme en abondance, et les qualités stimulantes à la caféine et à la caféone, qui forcent l'estomac à élaborer plus complètement, et la nutrition à utiliser davantage les matériaux alimentaires confiés à l'économie humaine.

De récents travaux de médecine ont, en outre, démontré la puissante action du café et de la caféine contre l'adynamie, l'affaiblissement du cœur, l'asthme et les troubles respiratoires, les états infectieux. A propos de cette dernière influence (qui n'avait pas été inaperçue des anciens auteurs), citons les récentes expériences de HEINE : elles sont fort concluantes. Heine a cultivé des *bacilles* avec des infusions de café grillé, et constaté que, lorsque ces infusions étaient riches en caféone, elles mettaient un obstacle complet à la multiplication des organismes inférieurs (1). Quant à la caféine, elle régularise les battements du cœur et augmente sa force d'impulsion, autant et plus que la digitale, ce roi des toniques du cœur; c'est un médicament précieux dans la fièvre typhoïde, dans l'albuminurie. Elle diminue les combustions, excite l'assimilation, équilibre le fonctionnement de la machine animale : c'est elle qui confère au café son titre de *fournisseur de travail,* utile à tous ceux qui ont besoin de beaucoup de forces disponibles.

*
* *

Un hygiéniste bien connu l'a écrit, avec beaucoup d'expérience et de raison : « Ce n'est point chose aisée que de prendre une tasse de café parfait. » Le plus souvent, même, il nous arrive d'ingérer, sous le nom de *café,* ce que Brillat-Savarin appelle « une infusion tout au plus bonne à gratter le gosier d'un cosaque ».

Depuis bien des années, notre attention a été attirée spécialement sur les défectuosités qui abondent dans les procédés ordinaires de torréfaction usités pour la fève d'Arabie. Nous avons constaté que tous ces procédés laissent s'échapper, en pure perte, dans l'atmosphère, environ 20 0/0 de la caféine et de la caféone, qui, emprisonnées dans la graine de café, en constituent par excellence, les principes actifs et utiles. Pour essayer d'atténuer cette perte, on avait bien, déjà, essayé de recueillir les vapeurs pour les condenser et les réassimiler, liquides, au café torréfié. Mais les vapeurs ainsi condensées étaient fortement suspectes de *toxicité,* parce qu'elles contenaient certains principes nuisibles, que les chimistes rangent parmi les *bases pyridiques et ammoniaques composées,*

---

(1) *Heine,* Münchener mediz. Wochenschrift, janv. 1888.

ne présentant point, au point de vue de l'organisme humain, des conditions absolues d'innocuité parfaite.

Pour parer à ces critiques, nous avons présenté au Comité consultatif d'Hygiène publique de France, (à la suite de nombreuses recherches, expériences et analyses), une nouvelle méthode brevetée : *méthode de condensation à l'air libre et chaud.* Le condenseur Le Turcq des Rosiers est basé sur ce principe physique : *différence du degré d'ébullition des diverses substances contenues dans les vapeurs qui s'échappent au moment de la torréfaction.*

Dans notre condenseur, la chaleur reste constante et à une température telle, que les ammoniaques composées et les bases pyridiques s'échappent en toute liberté dans l'air ambiant tandis que la caféine et la caféone, dont le degré d'ébullition est beaucoup plus élevé, sont recueillies et rentrent dans le café brûlé à l'aide d'un dispositif spécial de l'appareil.

La teneur du grain augmente de 15 à 20 0/0 en caféine, et de 10 à 15 0/0 en caféone restituées, réintégrées au grain. Voilà des chiffres, reconnus exacts par le contrôle d'analyses multiples et variées et dont quelques-unes, des plus récentes, ont même accusé *un gain de 23 0/0 en caféine* (1).

Les opérations *se font automatiquement,* et les résultats

----

(1) Voici les conclusions, aussi intéressantes que précises, d'un mémoire lu récemment à l'Académie de Médecine de Paris par M. le professeur GERMAIN SÉE.

« 1° La caféine, et ses composés, permettent de se passer d'aliments plus ou moins longtemps, si l'on a un travail considérable à accomplir.

» 2° Ils facilitent le travail musculaire (en diminuant le *sentiment de l'effort*) et permettent de le continuer longtemps sans fatigue.

» 3° La caféine empêche *l'essoufflement et les palpitations consécutives à l'effort.*

(Des expériences comparatives, avant et après la course, sur une trentaine d'individus en parfaite santé, prouvent : que la caféine place ainsi un homme *non entraîné dans les conditions* vitales d'un homme *entraîné.*)

obtenus sont absolument indépendants de la volonté de l'opérateur. Dans sa séance du 23 décembre 1889, le Comité consultatif (composé de MM. Brouardel, Bergeron, Proust, Monod, L. Colin, Chauveau, Peter, Cornil, Grancher, Chatin, Pouchet, Gavarret, Pasteur, et d'un grand nombre d'autres savants), a consacré, de sa haute compétence, l'utilité des résultats acquis par notre procédé, au prix de longues et coûteuses recherches. Cet accueil favorable du Corps savant nous a été notifié par lettre ministérielle du 7 janvier 1890.

Le procédé Le Turcq des Rosiers a été présenté, à l'Académie des sciences (dans sa séance publique du 17 mars dernier), par M. Berthelot, Secrétaire perpétuel, et renvoyé (avec les documents imprimés à l'appui) à la Commission de l'Institut pour le concours du prix Montyon (arts insalubres). L'illustre assemblée a pris, ainsi, un intérêt facile à comprendre, pour des travaux qui continuent et confirment ceux de nos savants Payen, Boussingault, Péligot, Boutron et Frémy. Personne, avant nous, n'avait songé à l'application raisonnée de l'air libre et chaud, pour la collection et le *triage* automatique exact des vapeurs de café et le recueillement intégral de la caféine et de la caféone, jusqu'ici perdues. La réintégration de ces principes essentiels restitue au café sa valeur maxima : fait confirmé, d'abord, par les travaux faits au laboratoire de la Société française d'Hygiène, et à celui du Conservatoire des Arts et Métiers, approuvé ensuite par les expériences de MM. Pouchet, Dubrisay et Grimaux, délégués spéciaux du Comité consultatif d'hygiène publique de France.

Non seulement le café torréfié aujourd'hui au moyen de nos procédés actuels, possède une teneur supérieure de 15 à 20 0/0 en caféine et caféone, mais encore il présente une sapidité des plus agréables, un goût suave, exempt d'amertume. Il est digéré bien plus rapidement et précipite les opérations chimiques qui se passent dans le tube alimentaire.

Voici enfin les conséquences économiques :

D'après les chiffres fournis par l'Administration des douanes, il se consomme annuellement en France 68 millions de kilogrammes de café vert, lesquels, brûlés par les procédés actuels, donnent 54 à 55 millions de kilogrammes de café brûlé se vendant en moyenne 5 francs le kilogramme. C'est donc une dépense annuelle de 275 millions, sur laquelle notre invention brevetée réalise une double économie : d'abord, de 4 à 5 0/0 *de poids*, soit 12 à 13 millions, ensuite de 14 0/0 au minimum de plus-value *en qualité*, soit 38 millions; soit, en tout, une économie annuelle de plus de 50 millions au profit de la France.

En Europe, on estime la consommation annuelle à 295 millions de kilogrammes (non compris la France). Aux États-Unis d'Amérique 210 millions, — soit une consommation totale de 505 millions de kilogrammes, qui représente une valeur de plus d'un milliard (non compris les droits intérieurs) et sur laquelle notre méthode permettra de réaliser une économie annuelle d'environ 200 millions au profit de l'étranger.

Nous n'affaiblirons point, par de longs commentaires, la portée de ces chiffres. Nous ne voulons pas, non plus, fatiguer nos lecteurs de longues séries d'analyses chimiques empruntées aux beaux travaux des savants chimistes cités plus haut. Nous publierons seulement, pour fixer les idées, le tableau comparatif suivant :

ANALYSES

pratiquées sur les cafés torréfiés par les procédés ordinaires (achetés dans les principales maisons de Paris) comparés aux cafés brûlés par le procédé Le Turcq des Rosiers.

Mémoire à l'Institut de France (Académie des Sciences).

DÉSIGNATION	POIDS PAR 100 KILOG. DE CAFÉ BRULÉ					
	HUMIDITÉ	CENDRES	CAFÉINE	CAFÉONE	EXTRAIT	HUILE essentielle
	kilog.	kilog.	kilog.	kilog.	kilog.	kilog.
Torréfaction par les procédés ordinaires. Maisons brûlant environ 2,500 kilog. par jour.						
Café { bon ordinaire.	4.70	4.10	0.915	9.240	0.840	0.605
{ supérieur.	5.15	4.15	0.985	9.118	0.843	0.619
Maisons brûlant environ 3,000 kilog. par jour.						
Café { bon ordinaire.	5.25	3.65	0.943	9.218	0.848	0.623
{ supérieur.	4.60	3.65	0.998	9.205	0.903	0.638
Maisons à hautes marques. Café supérieur.	4.50	3 25	1.025	9.240	0.925	0.646
Torréfaction par le procédé Le Turcq des Rosiers. Café inférieur { non injecté.	3.95	4.05	0.785	9.903	0.812	0.630
{ injecté.	4.76	4.37	0.995	11.205	0.824	0.645
Café ordinaire { non injecté.	4.58	4.32	0.987	9.435	0.901	0.640
{ injecté.	5.45	4.37	1.112	10.025	1.001	0.685
Café supérieur { non injecté.	4.50	4.85	0.999	11.630	0.928	0.645
{ injecté.	5.50	5.00	1.200	12.780	1.041	0.660
Analyses récentes de cafés extra. Non injecté.	4.30	3.50	1.500	14.597	1.020	0.683
Injecté.	4.91	3.25	1.850	15 736	1.112	0.702

Soit un gain moyen pour le café brûlé par le procédé Le Turcq des Rosiers :

21 0/0 en caféine; 9 0/0 en caféone.

LES APPRÉCIATIONS

DE LA PRESSE

La Presse française, politique et scientifique, toujours disposée à accorder son concours aux œuvres d'utilité publique, a consacré à nos procédés un grand nombre d'articles, revues, échos, et faits divers. A titre de reconnaissant hommage, nous voulons citer ici quelques extraits des bienveillantes appréciations de ces écrivains autorisés qui constituent, pour nous, un encouragement des plus précieux et nous paient largement de nos peines.

Chronique industrielle. — La méthode de M. Le Turcq des Rosiers, ingénieur, a fait l'objet d'intéressantes communications à l'Académie des sciences, etc... (suit la description, en cinq colonnes, de notre procédé).

Correspondance scientifique. — En somme, le savant ingénieur a résolu ce double problème industriel : éviter la déperdition de l'arome du café, au point de vue de l'agréable, mais, surtout, au point de vue utile, améliorer la qualité du café, par l'augmentation, à poids égal, des principes actifs (1). (Ch. Varey.)

Cosmos. — On ne trouve, dans le condensateur de M. Le Turcq des Rosiers, que les principes utiles du café : la caféine et la caféone restitués, etc.

Science illustrée. — On avait bien songé, déjà, à recueillir les vapeurs, à les condenser, à les réassimiler : mais on rendait ainsi au café les éléments toxiques qu'il contient

---

(1) Un grand nombre de journaux de science (physique, chimie, médecine, pharmacie) ont reproduit, sans aucune discordance (souvent même élogieusement) la note de l'Institut.

et dont on n'a nul besoin. Au lieu de les condenser à froid,
M. Le Turcq a imaginé de les trier à l'air libre et chaud,
etc. (Louis FIGUIER.)

La Nature. — Le nouveau procédé Le Turcq, qui évite
la déperdition de la caféine et de la caféone volatilisées, a
déjà reçu un témoignage approbatif du Comité d'hygiène
(Stanislas MEUNIER).

Revue scientifique. — Il importe de débarrasser le café
de ses principes nuisibles et de lui conserver tous ses
principes utiles... Les résultats obtenus par M. Le Turcq
peuvent se traduire par cette formule : « plus-value de
10 à 15 0/0 sur le même café torréfié par les procédés
ordinaires » (RIVIÈRE).

Journal d'Hygiène. — ... Nous nous trouvons en pré-
sence d'une véritable découverte, avec ses avantages immé-
diats pour l'hygiène alimentaire et pour l'hygiène économique... La torréfaction des cafés, par les procédés
ordinaires, leur fait subir une perte de 10 à 15 0/0, qui se
chiffre, pour la France, entre 25 et 40 millions. L'application du procédé Le Turcq des Rosiers évite cette perte.
(Dr P. DE PIETRA SANTA.)

Monde thermal. — C'est une question pratique d'une
haute utilité, que cette amélioration des cafés par le
nouveau procédé approuvé par le Comité consultatif de
France... Les avantages de plus-value qu'il comporte, etc.
(suit la description). (A. CAZAUX).

Écho des villes d'eaux. — Le café Le Turcq, supérieur
au café Turc... *(Comptes rendu de l'Académie des sciences.)*

Journal officiel. — M. Le Turcq des Rosiers retient les
éléments volatils, et conserve ainsi au café toutes ses qualités aromatiques, etc. (H. de PARVILLE.)

Journal des Débats. — M. Berthelot renvoie à une commission de l'Académie des sciences ce nouveau procédé,
qui restitue au café, dans leur entier, et ses propriétés
naturelles et son arome caractéristique, etc. (H. de PAR-
VILLE.)

— 13 —

Le Siècle. — Pendant la torréfaction, une notable proportion de caféine et caféone, principes actifs et aromatiques du café (dont la qualité dépend de la quantité présente de ces éléments essentiels) subissait une déperdition. Elle a été évitée par l'invention de M. Le Turcq des Rosiers...

Gazette de France. — Ce nouveau procédé, expliqué par M. Berthelot, conserve et condense dans le café ses principes utiles, etc. (1). (THÉOPHRASTE).

Le Soleil. — C'est un triage automatique des vapeurs, obtenu dans des conditions telles, qu'on ne retrouve plus, dans le condensateur, que les principes utiles, etc.

Le Matin. — Le nouveau procédé conserve au produit 10 à 15 0/0 des principes utiles de plus que les procédés ordinaires.

L'Estafette. — Les vapeurs de café contiennent, d'une part, des éléments nuisibles au goût et à la santé, d'autre part, des principes utiles et agréables, qui le font rechercher des amateurs. Il importe donc de se débarrasser des premiers éléments, sans perdre les derniers. Tel est le délicat problème que vient de résoudre un ingénieur de talent, etc. (Félix HÉMENT.)

La Patrie. — Nous croyons devoir résumer ce procédé scientifique, véritable découverte qui donnera les meilleurs résultats... Suivant l'ancienne manière (nous disons « ancienne » parce que nous sommes sûr que le procédé Le Turcq va lui être substitué sans retard), toutes les vapeurs qui se dégagent s'échappent librement... Le Comité d'hygiène (invité par le Ministre de l'Intérieur à contrôler les ingénieux appareils imaginés par M. Le Turcq), a déclaré que le procédé est théoriquement exact; que le triage des vapeurs à l'air libre et chaud, a pour résultat de recueillir la caféine et la caféone volatilisées et de les restituer au café, qui conserve ainsi sa valeur *maxima* (Dr VIGOUROUX).

---

(1) Nous abrégeons ces citations, à seule fin d'éviter les redites.

Autorité. — Dernièrement, M. G. Sée faisait connaître à l'Académie de médecine ses nouvelles recherches sur la caféine et démontrait qu'elle donnait aux muscles la faculté de fournir une plus grande somme de travail.... Aussi le procédé Le Turcq, qui augmente sensiblement la teneur du café en caféine, nous apporte une amélioration importante. Les travailleurs, soldats, ouvriers des villes et des campagnes, tous ceux qui font usage du café, — c'est-à-dire tout le monde — doivent en bénéficier grandement! (L. Charmoluë).

République française. — S'il importe d'expulser du café les principes nuisibles, il faut, de toute nécessité, lui conserver les éléments utiles...Avec le système de torréfaction de M. Le Turcq des Rosiers « le triage est complet », a dit M. Berthelot, et a pour résultat de restituer au café, pour lui conserver toute sa valeur, la totalité de la caféine et de la caféone volatilisées.

Moniteur universel. — Avis aux amateurs de café: M. Le Turcq des Rosiers a réalisé un grand progrès par ses appareils à condensation, etc.

Le Petit Moniteur. — A propos des propriétés antiseptiques du café, j'ai parlé dernièrement de la *caféone,* ce composé empyreumatique qui résulte de la torréfaction de la célèbre fève d'Arabie. Or, presque à la même heure, M. Berthelot présentait à l'Académie des sciences, au nom de M. Le Turcq des Rosiers, un nouveau mode de torréfaction du café, approuvé par le Comité consultatif d'hygiène publique de France.

Un nouveau mode de torréfaction après tous les brûleurs déjà plus ou moins brevetés! la chose semblait impossible. Elle ne l'était pas, car la science, en tout, n'en finit jamais de dire son dernier mot, et le progrès d'aujourd'hui, le plus souvent, est déjà talonné par celui de demain. En vérité, c'est à décourager d'inventer. Mais, les inventeurs sont une race d'hommes à part. Pris par une idée, ils se ruinent s'ils sont riches, mangent de la vache doublement enragée s'ils sont pauvres. et, encore plus que les poètes, meurent dans les hôpitaux.

Les générations suivantes, il est vrai, leur dressent des statues tout en laissant mourir de faim ceux de ces êtres qu'elles possèdent elles-mêmes, et toujours comme ça:

Lucien BIART.

Gil Blas. — Puisque les tarifs douaniers ne permettent guère d'espérer un prochain abaissement dans la valeur marchande de la fève d'Arabie, nos lecteurs ne seront pas fâchés d'apprendre que, par le procédé dont parle M. Berthelot, le café torréfié peut acquérir, en principes utiles, une plus-value de 10 à 15 0/0 sur le même café torréfié par les procédés routiniers....Dans la réintégration opérée, il n'y a pas trace d'ammoniaque ou de produits progénés. C'est ce qui en fait la valeur hygiénique. Car il ne suffit pas à un procédé industriel d'être économique; sa devise doit être comme celle du médecin : *primo non nocere*.

Si les falsificateurs employaient les inépuisables ressources de leurs esprits antisociaux à rechercher des procédés salubres, comme celui du savant ingénieur lorrain, quels bénéfices pour la santé nationale et pour le progrès! L'hygiène applaudit des deux mains, lorsqu'elle voit mettre à la portée de tous une boisson civilisatrice, un aliment nervin, qui donne des ailes à l'esprit, augmente le bien-être organique, et constitue (ainsi que nous l'avons démontré) l'agent le moins infidèle contre le vice grossier de l'alcoolisme, etc. (1). Dʳ MONIN.

A cette appréciation, si bienveillante et si unanime, de la Presse française, nous sommes obligé de mettre des limites. Nous ne pouvons, en effet, citer tous les articles parus : un grand nombre nous a échappé. Ajoutons, toutefois, aux citations précédentes, les journaux de Paris : *la Géographie, la Liberté, le Petit Médecin, l'Hygiène pratique, la Justice* (élogieux compte rendu de M. Zaborowski), *la France nouvelle, le Répertoire de*

____

(1) L'auteur de ce bienveillant article (que nous ne pouvons, faute de place, reproduire *in extenso*), nous a promis de recommander notre procédé dans la prochaine édition de son *Hygiène de l'Estomac*.

Pharmacie, etc.; parmi les nombreux organes de la Presse départementale : *le Petit Méridional, le Messager de Toulouse, le Nouvelliste du Tarn, le Courrier de l'Eure*, et *l'Indépendant rémois* qui a donné une note humoristique, par laquelle nous voulons clore ce trop long compte rendu : « C'est de M. Berthelot, l'illustre chimiste, qui, dans une des dernières réunions de l'Académie, exposait le procédé du savant inventeur Le Turcq des Rosiers, à l'aide duquel on obtient de délicieuses infusions de café... « Parlez-moi » des chimistes, quand ils descendent aux choses de la cui- » sine : voilà de la pratique! »

IMPRIMERIE CENTRALE DES CHEMINS DE FER. — IMPRIMERIE CHAIX, RUE BERGÈRE, 20, PARIS. — 10188-5-90.

PRINCIPALES PUBLICATIONS DE LA SOCIÉTÉ

(1877-1889)

N° 1. D^r DE PIETRA SANTA. *Société française d'hygiène, sa raison d'être, son but, son avenir*; broch. in-8°, 1877.

N° 5. ASSAINISSEMENT DE PARIS. Épuration et utilisation des Eaux d'égout de la ville (Presqu'île de Gennevilliers et forêt de Saint-Germain). Documents divers; broch. in-8°, 1880.

N° 9. ASSAINISSEMENT DE PARIS (Les Odeurs de Paris et les Systèmes des Vidanges); broch. in-8°, 1882.

N° 11. Dr E. MONIN. La propreté de l'individu et de la maison; broch. in-8°, 1884. — 4e édition 1886.

N° 14. HYGIÈNE ET ÉDUCATION DE L'ENFANCE (de la naissance à 12 ans). Réunion des trois brochures publiées après les concours de 1879-1884-1886; vol. in-8°, Paris, 1886.

N° 16. Dr BLAYAC. Une colonie scolaire (vacances de 1887; broch. in-8° avec tableaux, 1887).

N° 18. D^r DE PIETRA SANTA et A. JOLTRAIN. Les stations d'eaux minérales du centre de la France. La caravane hydrologique de septembre 1887. Vol. in-8°, illustré de 6 gravures. Paris 1888.

N° 19. D^r DE PIETRA SANTA et A. JOLTRAIN. Les stations d'eaux minérales et les stations sanitaires de la Suisse et des Vosges. La caravane hydrologique d'août 1888. Vol. in-8°, illustré de 12 gravures. Paris 1889.

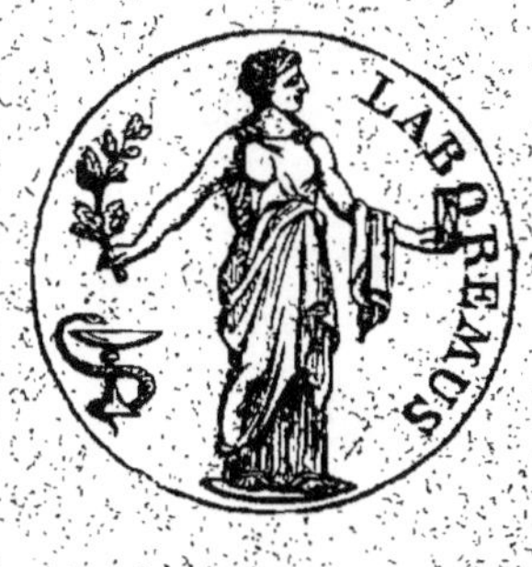

IMPRIMERIE CENTRALE DES CHEMINS DE FER. — IMPRIMERIE CHAIX. — RUE BERGÈRE, 20, PARIS. — 10190-5-90